健康中国2030·健康教育系列丛书

胃食管反流病防治

主　编　陈　吉
副主编　李晞璠　翠　琴

科学出版社
北　京

图书在版编目（CIP）数据

胃食管反流病防治/陈吉主编.—北京：科学出版社，2017.4

（健康中国2030·健康教育系列丛书）

ISBN 978-7-03-052517-8

Ⅰ.①胃… Ⅱ.①陈… Ⅲ.①胃疾病-防治 Ⅳ.①R573

中国版本图书馆CIP数据核字（2017）第073543号

责任编辑：张天佐 李国红/责任校对：钟 洋

责任印制：赵 博/封面设计：范 唯

科学出版社 出版

北京东黄城根北街16号

邮政编码：100717

http://www.sciencep.com

安泰印刷厂 印刷

科学出版社发行 各地新华书店经销

*

2017年4月第 一 版 开本：787×960 1/32

2017年4月第一次印刷 印张：1 1/2

字数：13 000

定价：15.00元

（如有印装质量问题，我社负责调换）

“健康中国 2030 · 健康教育系列丛书”编写委员会

总　序

中共中央、国务院印发的《“健康中国2030”规划纲要》指出：“健康是促进人的全面发展的必然要求，是经济社会发展的基础条件。实现国民健康长寿，是国家富强、民族振兴的重要标志，也是全国各族人民的共同愿望。”

推进健康中国建设，是全面建成小康社会、基本实现社会主义现代化的重要基础，是全面提升中华民族健康素质、实现人民健康与经济社会协调发展的国家战略，是积极参与全球健康治理、履行2030年可持续发展议程国际承诺的重大举措。未来15年，是推进健康中国建设的重要战略机遇期。

为推进健康中国建设，提高人民健康水平，根据党的十八届五中全会战略部署，我们组织相关专家和医生，本着为大众健康服务的宗旨，编写了本套丛书，主要内容是针对常见病、多发病和大众关心的健康问题。本丛书以医学理论为基础，关注临床、关注患者需求、关注群众身心健康，通过简洁凝练、图文并茂、通俗易懂、简单实用的例子，指导群众如何预防疾病、患者何时就医，如何指导患者进行家庭康复和护理等，将健康的生活方式直接明了地展现在读者面前。

由于编写工作时间紧、任务重，书中难免有不足之处，敬请各位专家和读者提出宝贵意见和建议，以便今后加以改进和完善。

编委会

2017.1

目　录

一、胃食管反流病概述

胃食管反流病是指胃、十二指肠内容物反流入食管引起烧心等症状，是一种常见病，发病率随年龄增加而增加，而且其发病率有明显增高的趋势，男女发病无明显差异，中国人群胃食管反流病的病情较美国等西方国家较轻。根据反流是否导致食管黏膜糜烂、溃疡，分为反流性食管炎及非糜烂性反流病。

非糜烂性反流病是胃食管反流病的一种亚型，临床上大多数胃食管反流病患者表现为非糜烂性反流病，约有65%～70%的反酸、烧心患者内镜检查未发现食管破损、糜烂，但反流相关症状确实存在，符合非糜烂性反流病诊断标准。

非糜烂性反流病患者与伴有食管糜

烂表现的患者相比，临床治疗效果要差一些，因此临床应对这些患者的治疗给予更多关注。

从临床医师的角度，少数非消化科医师或消化科但非胃食管反流病领域的医师发现有相应症状但内镜无表现的患者时，不一定会诊断为胃食管反流病。同时，临床也有必要向患者及公众普及非糜烂性反流病的相关知识，以促进其对疾病的进一步了解。

（一）反流究竟是怎么回事？

这要从消化道的解剖结构说起了。食管是连接口腔与胃的管道，本身结构并不复杂，功能也很简单，但由于食管的上端与气管相连，同时又与口腔、鼻腔和内耳相通，食管的后面还有心脏，所以当胃内容物沿着食管向上逆行时，除了刺激食管，还可能累及咽喉、气管、口腔、心脏、耳鼻等食管相近组织的损伤。

此外，频繁反流还会导致胃肠自主神经功能性紊乱，从而引发全身性疾病。

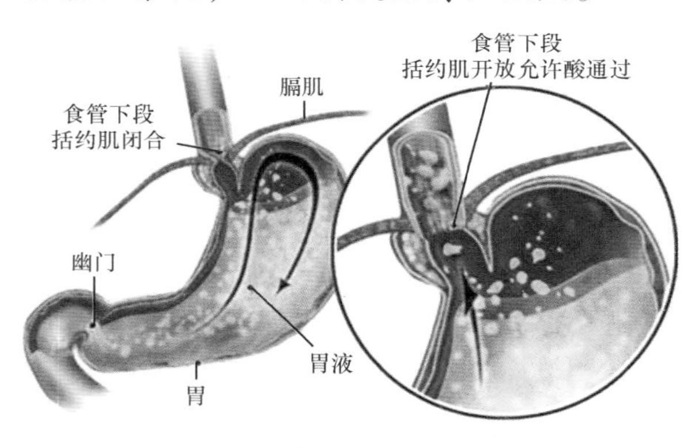

（二）反流的表现就是胃酸吗?

胃食管反流病的临床表现复杂，可以分为典型症状、非典型症状与消化道外症状。

典型症状为烧心、反流。烧心是指胸骨后或剑突下烧灼感，常由胸骨下段向上延伸。

反流是指胃内容物在无恶心和不用力的情况下涌入咽部或口腔的感觉，含酸味或仅为酸水时称为反酸。烧心和反流常在餐后 1 小时出现，卧位、弯腰或腹压增加时可加重，部分患者烧心和反流症状可在夜间入睡时发生。

非典型症状为反食、嗳气、胸痛、上腹胀痛、恶心等。胸痛由反流物刺激食管引起，发生在胸骨后。严重时可为剧烈刺痛，可放射到后背、胸部、肩部、颈部、耳后，可伴有或不伴有烧心和反流。

由胃食管反流病引起的胸痛是非心源性胸痛常见的病因之一。吞咽困难或胸骨后异物感，见于部分患者，可能是由于食管痉挛或功能紊乱所致，症状呈间歇性，进食固体或液体食物均可发生；少数患者吞咽困难是由食管狭窄引起，呈持续或进行性加重。

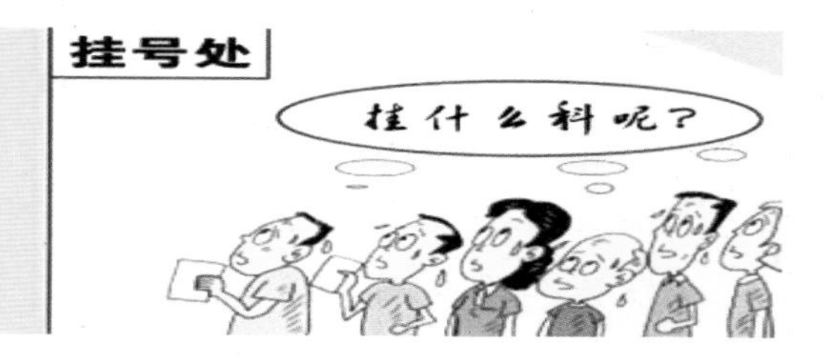

消化道外症状很多，以呼吸系统、心血管系统、口腔等部位病症为主，由反流物刺激或损伤食管之外的组织或器官引起，表现为哮喘、慢性咳嗽、慢性咽炎、咽鼓管炎、中耳炎、心绞痛、心律失常、后背痛、睡眠障碍等。

对一些病因不明、久治不愈的上述疾病患者，要注意是否存在胃食管反流病，严重者可发生吸入性肺炎，甚至出现肺间质纤维化，一些患者诉咽部不适，有异物感或阻塞感，但无吞咽困难，称为癔球症，目前也认为与胃食管反流病有关。

二、容易被误诊为胃食管反流病的其他疾病

需要特别说明的是，许多以消化道外症状为主的患者，缺乏典型的反流表现，甚至非典型症状也不明显，因此很容易被误诊。一项统计表明，可能被误诊的胃食管反流病的疾病多达38种，是临床上最容易被误诊的疾病之一。

（一）咳嗽：容易被误诊的反流病症之一

胃的酸性内容物经食管上端刺激咽喉，甚至进入气管和肺部，会导致咽痒、咳嗽，部分患者可伴有反酸、烧心等消化道症状，还有许多患者完全没有反流症状或其他消化道表现。因此，对于无反流症状的慢性咳嗽患者，如有下列指征，要考虑反流的可能性：

1. 咳嗽与进食相关，如餐后咳嗽，

或进食某种食物后咳嗽等。

2. 咳嗽在入睡后数小时发作，如凌晨或早起时咳嗽发作或加剧。

3. 按常规治疗咳嗽效果不明显。

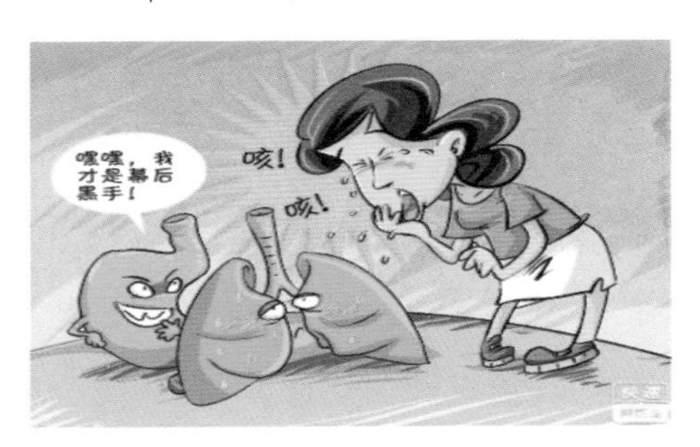

（二）哮喘：容易被误诊的反流病症之二

胃的酸性内容物经食管向上反流至咽喉部和气管，引起喉气管痉挛、收缩进而造成气道狭窄或声门闭塞，表现为吸气困难，有窒息感，严重者会危及生命。这种“哮喘”与通常所说的过敏性哮喘有很大不同，如无明显的过敏原，长年发病，久治不愈，没有季节发作特点，主要以喉部痉挛为主，表现为吸气困难，容易半夜被憋气惊醒，有的伴有阵发性呛咳，或有反酸、烧心、腹胀、食欲减退等症状。

对久治不愈的哮喘患者，必须考虑是否存在胃食管反流，24 小时食管内 pH 监测是可靠的诊断方法，对于无监测条件或不能接受本方法的检查者，可试用质子泵抑制剂或 H_2 受体拮抗剂，进行试验性治疗以明确诊断。

（三）慢性咽炎：容易被误诊的反流病症之三

咽位于食管的上端，长期反流刺激会导致咽部的慢性炎症，据统计约 30% 的慢性咽炎与反流有关。慢性咽炎表现为以下特点的，要考虑反流的可能性。

1. 咽部不适，或痛、或痒、或干燥感、灼热感、烟熏感、异物感等，晨起时发作或加重，可伴有刺激性咳嗽，用力咳出分泌物，甚或作呕。

2. 咽部症状可在饱食或平卧后加重，或因饮食不当而诱发。

3. 咽炎反复发作，常规用药无效或即使有效但停药即复发。

我得的是咽炎还是肺炎?
都不是，您去消化科就知道了
呼吸科

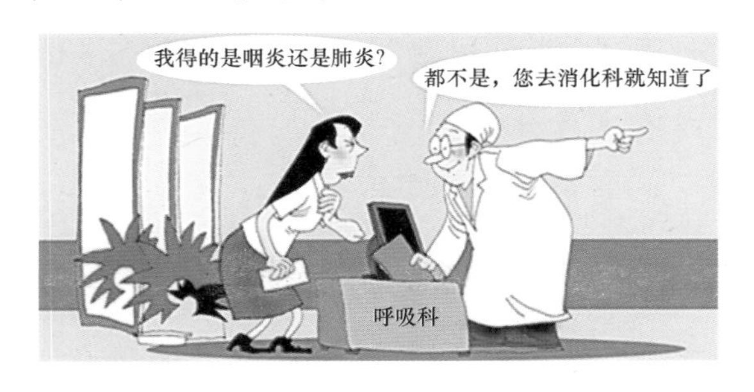

（四）慢性鼻炎：容易被误诊的反流病症之四

胃食管反流发生时，胃内容物可反流至鼻腔，刺激鼻黏膜引起慢性炎症，导致鼻黏膜对外界刺激特别敏感，产生防御性反射动作——打喷嚏及其他鼻炎症状。

虽然由反流引起的鼻炎和过敏性鼻炎很相似，但两者有着本质区别：

1. 反流引起的鼻炎没有明显季节性，因为只要有反流存在就可能出现鼻炎症状；过敏性鼻炎则可能有明显的季节性。

2. 反流引起的鼻炎在清晨和睡醒时最明显，因为当人体长时间处于卧位状态时，胃内容物更容易反流到鼻部；过敏性鼻炎则在接触过敏原后发作，如粉尘或有害气体。

3. 反流引起的鼻炎对环境的变化比较敏感，如冷热空气的交替。

（五）冠心病心绞痛：容易被误诊的反流病症之五

当人们发生胸痛时，最先想到的是心脏病，事实上胸痛未必都是心脏病，引起胸痛的原因很多，除冠心病心绞痛、胸膜炎、肺部疾病外，胃食管反流也会导致胸痛。

胃食管反流导致的胸痛，可能与心脏没有任何关系，只是与心绞痛的位置相近，所以被误诊。此外，长期胃食管反流也可能是诱发冠心病的重要因素，原因是酸性物质刺激神经反射引起心脑血管痉挛而出现血压升高，心脏、脑部的缺血症状，严重的痉挛甚至会发生心梗。

（六）睡眠障碍：容易被误诊的反流病症之六

胃食管反流既可以发生在白天，也可能发生在夜晚。日间清醒状态下反流多发生在餐后，为时短暂，反流物被很快清除；而夜间反流频率较低，间期较长，需较长时间才能清除，因此对食管黏膜的损伤较严重。夜间反流还会因食管受到刺激而常唤醒患者，这种唤醒具有双重保护作用，一方面加快清除反流物，另一方面防止误吸。

此外，还表现出其他不同形式的睡眠障碍，如入睡难、睡眠浅、早醒等。

国外研究发现，62%的胃食管反流病患者睡眠质量受到影响，而在不明原因的失眠者中，胃食管反流病占了1/3。

（七）肩背痛：容易被误诊的反流病症之七

某些内脏器官病变时，在体表一定区域产生感觉过敏或疼痛，这种现象在医学上称为牵涉痛。如大家都很熟悉的心肌缺血或梗死，常感到心前区、左肩、左臂尺侧或左颈部体表发生疼痛。

反流刺激食管也会表现为后背两肩胛骨之间不适或疼痛，这种疼痛可能在夜间入睡后一段时间发作或加重，或因饮食失宜而诱发。

胃食管反流病之所以容易被误诊，一方面本病临床表现十分复杂，涉及脏器众多，在许多时候反酸、烧心等典型症状不明显，使得患者往往以非消化道症状为主诉到其他科室就诊。

另一方面，西方国家对胃食管反流的认识较早，对反流引起的食管外临床表现有较广泛的研究和报道，而在中国，长期以来医生（包括西医和中医）缺乏胃食管反流的相关知识，对本病认识不足，近些年医学界才开始重视胃食管反流病的研究。

误诊的结果就是误治，所以，临床上经常见到哮喘、慢性咳嗽或咽炎患者，长期治疗效果不佳，并因此出现焦虑、抑郁等精神疾病，形成恶性循环。

三、胃食管反流病并发症

胃食管反流病不及时治疗，可能还会出现上消化道出血、食管狭窄及 Barrett 食管。

Barrett 食管，即食管下段柱状上皮化生，是指食管下段的复层鳞状上皮被单层柱状上皮所替换的一种病理现象。本身可无特殊症状，当呈现食管炎、溃疡、癌变时才会出现相应的反流症状，部分 Barrett 上皮易发生癌变。

一般认为 Barrett 食管发生腺癌的危险性与其病灶的大小有关，2cm 以上的 Barrett 黏膜癌变的发生率较对照人群高 30 ～ 40 倍。

四、胃食管反流病的发病机制

为什么会反流呢？主要是因为抗反流机制减弱，包括胃食管交界抗反流能力减弱，食管对反流物的清除及食管黏膜屏障功能的损害等。

（一）抗反流屏障减弱

1. 食管下括约肌压力低下

严重的胃食管反流病患者食管下括约肌（LES）压力低下，膈肌的作用减弱，腹内压急剧上升时，超过食管下括约肌区域压力，容易发生反流。

2. 一过性下食管括约肌松弛（TLESR）

胃食管反流病患者反流更易发生于出现一过性下食管括约肌松弛时。一过性下食管括约肌松弛是指与吞咽无关的一过性食管下括约肌松弛。胃食管反流病患者一过性下食管括约肌松弛发生频率较健康人高。健康人的一过性下食管括约肌松弛很少发生反流，可能与其膈肌功能和食管体部蠕动清除功能完整有关。约 50% 以上的非糜烂性反流病患者，其反流的原因是频繁发生一过性下食管括约肌松弛。

3. 食管裂孔疝

食管裂孔疝可降低 LES 的张力，增加胃底的感觉刺激触发 TLESR。

（二）食管清除能力降低

1. 食管蠕动收缩减弱，清除能力下降。

2. 唾液分泌减少。唾液能有效中和胃酸，到达食管化学清除作用。唾液分泌少，可导致食管酸暴露时间延长。如干燥综合征。

近端胃扩张及胃排空延缓约半数胃食管反流病患者的胃排空延缓。研究已显示近端胃扩张可通过迷走神经反射途径引起 LES 松弛。因而，餐后较长时间的近端胃扩张，容易诱发 LES 松弛，特别是 TLESR。近端胃扩张还可使 LES 腹段变短，降低 LES 的屏障使用。食管黏膜屏障功能的损害。

许多研究表明，胃食管反流病患者在生理水平酸反流有可能导致烧心，细胞间隙增宽导致酸接触细胞间隙的感觉神经末梢可能是主要原因。

（三）与发病有关的其他机制

1. 食管内脏高敏感性

对酸和（或）机械性刺激的感受性增高，进而导致不适、疼痛等，即内脏高敏感性。部分患者 24 小时食管 pH 监测酸暴露程度正常，而症状指数阳性，说明生理水平酸反流可导致烧心，这些患者对胃酸有高敏感性。动物模型已证实，酸暴露能够直接或通过炎性介质增敏食管神经末梢，造成痛觉阈值降低，引起反流症状。

2. 自主神经功能失调

约 40% 的 GERD 胃食管反流病患者的自主神经功能异常，可导致食管清除功能和胃排空功能延缓。

3. 心理因素

目前推测胃食管反流病与心理因素之间的关系可能是因为心理因素导致胃肠道的敏感性增加，食管内感觉神经末梢对酸的敏感性增加，以及免疫和内分泌系统的异常激活。

五、胃食管反流病的诊断

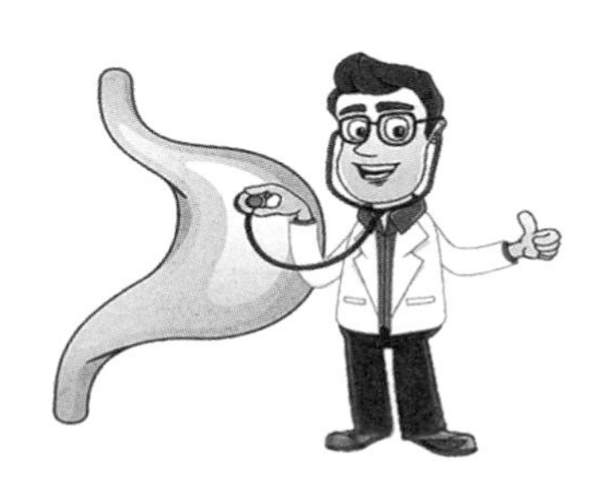

（一）胃镜

胃镜是诊断反流性食管炎最准确的方法，并能判断反流性食管炎的严重程度和有无并发症，结合活检可与其他原因引起的食管炎和其他食管病变（如食管癌）做鉴别。

胃镜下反流性食管炎分级（洛杉矶分级法）如下：

正常：食管黏膜没有破损。

A 级：一个或一个以上食管黏膜破损，长径小于 5mm。

B 级：一个或一个以上黏膜破损，长径大于 5mm，但没有融合性病变。

C 级：黏膜破损有融合，但小于 75% 的食管周径。

D 级：黏膜破损融合，至少达到 75% 的食管周径。

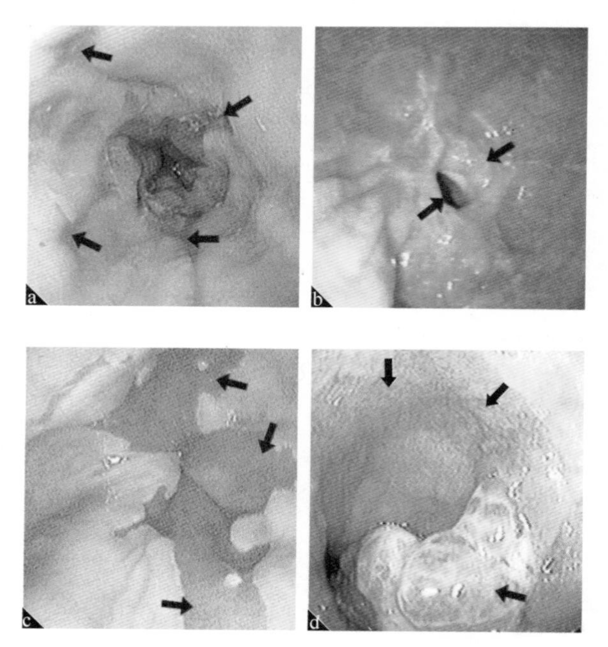

对于经胃镜检查诊断为慢性胃炎，且有典型反流症状的患者，应该合并诊

断为非糜烂性反流病。

正常食管黏膜在胃镜下呈均匀粉红色，当其被化生的柱状上皮代替后呈橘红色，为Barrett食管，多发生于胃食管连接处的齿状线近端，可为环形、舌形或岛状。

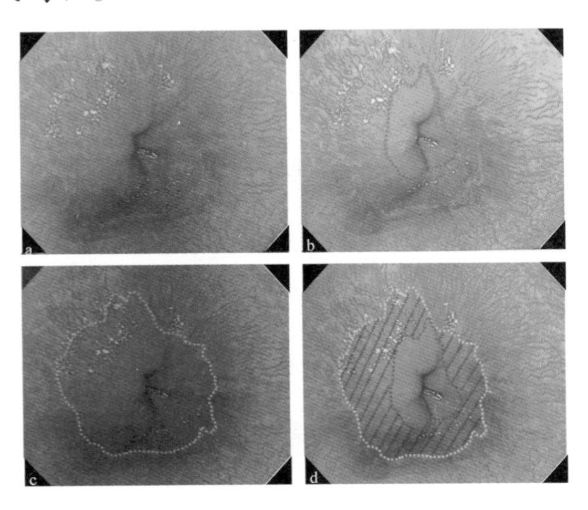

黄色线与蓝色线中间的斜线部分为Barrett食管。

在我国，有很多因上腹部饱胀、恶心、食欲不佳等症状就诊的患者，内镜下无特殊表现或仅仅显示胃窦部有轻微炎症，临床医师往往习惯性诊断为慢性浅表性胃炎或萎缩性胃炎。但仔细询问病史后不难发现，这部分患者实际上同时合并有胃食管反流病症状，符合非糜烂性反流病的诊断标准。但因为临床医师仅仅诊断了慢性胃炎，所以大多数患者按照慢性胃炎用药2~3周，症状改善后即停药。这类患者在停药后多伴有症状反复发作，这一问题可能与药物治疗时间短有关。

（二）24小时食管pH检测

应用便携式pH记录仪监测患者24小时食管pH，提供食管是否存在过度酸反流的客观证据，是诊断胃食管反流病的重要方法。

24小时食管pH监测仪显示酸反流、昼夜酸反流规律、酸反流和症状的关系及对治疗的反应，使治疗个体化。

对于表现为食管外症状的GERD患

者，24 小时食管 pH 监测提供了有效的检测手段。

鉴于目前国内食管 pH 监测仪应用仍不够普遍的情况，一般主张在内镜检查和 PPI 试验之后，仍不能确定是否有反流存在时应用，以便指导治疗。

（三）食管 X 线钡餐及核素检查

观察有无钡剂从胃内反流入食管而确诊胃食管反流病，由于该检查是瞬时性的检查，无法区分生理性和病理性反流。但是食管钡餐检查可显示有无黏膜病变、狭窄及食管裂孔疝等，对有上消化道内镜检查禁忌证的患者是一个较好的选择。

食管核素检查能对食管内残留固体或液体进行定量分析；另外，对抗反流药物疗效的观察、抗反流手术后的评价也有一定的意义。

食管 X 线钡餐对诊断反流性食管炎的敏感性不高，对不愿接受或不能耐受胃镜检查者，X线钡餐有助于排除食管癌等其他疾病。由于敏感性和特异性均不高，目前该检查已较少使用。

（四）食管测压

食管测压可测定食管下括约肌的压力，显示频繁的一过性食管下括约肌松弛和评价食管体部的功能。当胃食管反流病内科治疗效果不明显时，可作为辅助性诊断方法。

（五）食管胆汁反流测定

部分胃食管反流病患者有非酸性反流物质因素的参与，特别是与胆汁反流相关。Bilitec2000 胆汁反流监测仪可通过检测胆红素来反映胆汁反流存在与否和反流程度。

（六）食管多通道腔内阻抗监测

食管多通道腔内阻抗监测通过阻抗变化可判断液体抑或气体反流。目前食管多通道腔内阻抗导管均带有 pH 监测通道，可进一步区分酸反流、弱酸反流及弱碱反流，提高与症状关联的反流的发现率。从而可用以提高胃食管反流病的诊断率，尤其是以非酸反流为主的患者的诊断；抗反流手术前及手术后的评估；难治性胃食管反流病病因的寻找；不典型反流症状的胃食管反流病患者的诊断；确诊功能性烧心患者。

（七）诊断性治疗

对拟诊患者或疑有反流相关食管外症状的患者，尤其是上消化道内镜检查阴性时，质子泵抑制剂（proton-pump inhibitor, PPI）诊断性治疗已被证实是行之有效的方法。建议服用标准剂量 PPI，每日 2 次，疗程 1 ～ 2 周。服药后如症状减轻 50% 以上，则支持酸相关胃食管反流病的诊断；如症状改善不明显，则可能有酸以外的因素参与或不支持胃食管反流病诊断。PPI 试验具有方便、可行、无创和敏感性高的优点。缺点是特异性较低。

胃食管反流病的诊断是基于：

◆（1）有反流症状。

◆（2）胃镜下发现反流性食管炎。

◆（3）食管过度酸反流的客观证据。

如患者有典型的烧心和反酸症状，可做出胃食管反流病的初步临床诊断。胃镜检查如有发现反流性食管炎并能排除其他原因引起的食管病变，本病诊断即可成立。对于有典型的症状而内镜检查阴性者，监测 24 小时食管 pH，如证实有食管过度酸反流，诊断成立。

六、胃食管反流病的治疗

随着生活习惯、工作压力、环境等因素的改变，胃食管反流病日益成为酸相关疾病中关注的重点。胃食管反流病是一种不能仅依靠改变生活方式，而必须用药物治疗的常见病。

同时，胃食管反流病也是一种不可治愈，但可控制的疾病。当患者疾病发作时，临床应给予正规治疗，症状完全控制后，根据症状复发的严重程度、复发频率等采取按需治疗或长期原剂量维持治疗。

胃食管反流病的临床病例很多。但治疗起来，困难不小。该病是一种不能仅依靠改变生活方式，而必须用药物治疗的常见病。治疗原则是控制胃食管反流、消除症状，预防和治疗并发症，包括异型增生和癌变。

（一）一般治疗

生活方式的改变应作为治疗的基本措施。抬高床头 15 ～ 20 厘米是简单而有 效的方法，这样可在睡眠时利用重力作用加强酸清除能力，减少夜间反流。巧克力、茶、咖啡等食物会降低食管下括约肌压力，宜适当限制。胃食管反流病患者应戒烟、戒酒。避免睡前 3 小时饱食，同样可以减少夜间反流。25% 的患者经改变上述生活习惯后症状可获改善。

（二）药物治疗

如果通过改变生活方式不能改善反流症状者，应开始系统的药物治疗。

1. H_2 受体阻滞剂

H_2 受体阻滞剂是目前临床治疗胃食管反流的主要药物。此类药物与组胺竞争胃壁细胞上 H_2 受体并与之结合，抑制组胺刺激壁细胞的泌酸作用，减少胃酸分泌，从而降低反流液对食管黏膜的损害作用，缓解症状及促进损伤食管黏膜的愈合。

目前有四种 H_2 受体阻滞剂在临床上广泛应用，即西咪替丁、雷尼替丁、法莫替丁及尼扎替丁。

2. 质子泵抑制剂

质子泵抑制剂（PPI）通过非竞争性不可逆的对抗作用，抑制胃壁细胞内的质子泵，产生较 H_2 受体阻滞剂更强、更持久的抑酸效应。目前临床上常用的此类药物有埃索美拉唑、雷贝拉唑、奥美拉唑、兰索拉唑和泮托拉唑。

3. 促动力药

胃食管反流是一种动力障碍性疾病，常存在食管、胃运动功能异常，H_2 受体阻滞剂及 PPI 治疗无效时，可应用促动力药。促动力药治疗胃食管反流病的疗效与 H_2 受体阻滞剂相似，但对于伴随腹胀、嗳气等动力障碍症状者效果明显优于抑酸剂。比如灭吐灵、多潘立酮、西沙必利、左舒必利、红霉素等。

4. 黏膜保护剂

硫糖铝作为一种局部作用制剂，对胃食管反流症状的控制和食管炎的愈合与标准剂量的 H_2 受体阻滞剂的疗效相似。但亦有学者认为，硫糖铝对胃食管反流无效。

铝碳酸镁能结合反流的胆酸，减少其对黏膜的损伤，并能作为物理屏障黏附于黏膜表面。现已在临床上广泛应用。

5. 其他药物

现认为食管下段括约肌一过性松弛是造成反流的主要病理生理基础，很多研究者正致力于寻找能降低食管下段括约肌一过性松弛的药物用于治疗胃食管反流。其中阿托品和吗啡是最早针对食管下段括约肌一过性松弛的药物。

6. 联合治疗

抑酸剂治疗无效，且经食管测压证实有食管动力异常的患者可试用促动力药联合抑酸剂治疗。2～3级食管炎患者经西咪替丁联合西沙必利治疗后，症状的缓解及食管炎的愈合均较单用西咪替丁为佳。

（三）内镜治疗

目前常采用的内镜治疗方法有氩等离子凝固术、高频电治疗、激光治疗、射频消融、内镜下黏膜切除术和冷冻消融等。

对不伴异型增生的Barrett食管，因其癌变的概率低，不提倡内镜治疗。伴有轻度异型增生的Barrett食管癌变概率亦较低，可先行内镜随访，若进展为重度异型增生，应进行内镜治疗。

（四）外科手术治疗

凡长期服药无效或需终身服药者、或不能耐受扩张者、或需反复扩张者都可考虑行外科手术。对已证实有癌变的 Barrett 食管患者，原则上应手术治疗。

抗反流手术包括：外科手术和内镜下抗反流手术。腹腔镜下抗反流手术的问世为临床医师提供了一种新的手术治疗方法，有些临床医师已将腹腔镜手术作为抗反流手术的首选方法之一。

（五）并发症的治疗

胃食管反流常见的并发症有食管狭窄、食管溃疡、食管缩短及 Barrett 食管等。对于轻微的食管狭窄，可以通过饮食限制及药物（PPI）治疗改善。短期单纯性狭窄可以用 Teflon 扩张器治疗，必要时可行支架置入治疗。部分患者亦可行外科抗反流手术。

对于食管溃疡，通常需要大剂量 PPI 和黏膜保护剂的治疗。Barrett 食管是胃食管反流严重的并发症。因其有恶变的可能，应进行内镜随访及活检以早期发现异型增生及腺癌。当患者有低度异型增生时，可采用大剂量的 PPI 治疗。中重度异型增生或出现结节状增生时可行内镜下激光、电凝、离子凝固术甚至局部食管切除。

七、胃食管反流病的预防

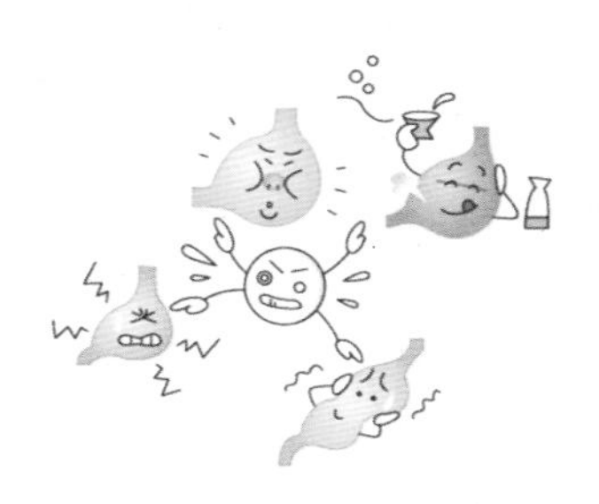

1. 过度肥胖者会增大腹压而促成反流，所以应避免摄入促进反流的高脂肪食物，减轻体重。

2. 少吃多餐，睡前4小时内不宜进食，以使夜间胃内容物和胃压减到最低程度，必要时将床头抬高10厘米。这对夜间平卧时的反流甚为重要，利用重力来清除食管内的有害物。

3. 避免在生活中长久增加腹压的各种动作和姿势，包括穿紧身衣及束紧腰带，有助于防止反流。

4. 戒烟、戒酒，少食巧克力和咖啡等。

高危食物
粥
米饭
咖啡
甜食
点心
油炸食品
碳酸饮料

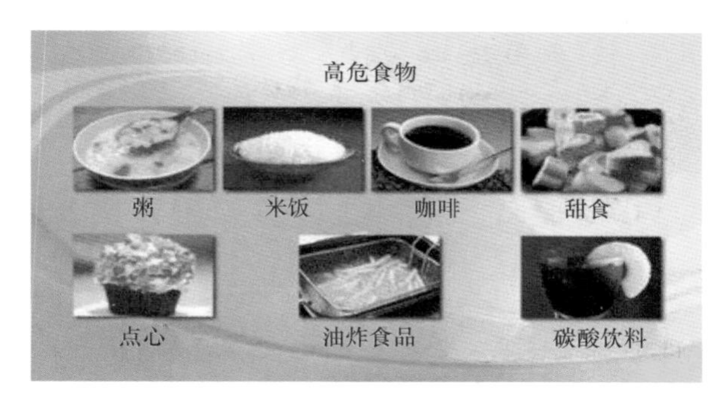

5. 正确的睡姿。

尽管质子泵抑制剂（PPI）为治疗胃食管反流疾病（GERD）的主要方案，但20%～30%的患者服用PPI后，仍存在反流症状，且大部分出现在夜晚。

曾有研究表明，睡觉时采用抬高头部的体位或抬高床头、使用床楔等方法能通过加快酸消除减少9%～52%的食管酸暴露时间；另有研究表明，左侧卧位能通过减少反流事件的发生而降低13%～76%的食管酸暴露时间。

研究采用了一种睡眠姿势固定装置，使参与者睡觉时保持倾斜侧卧位（图 1）。

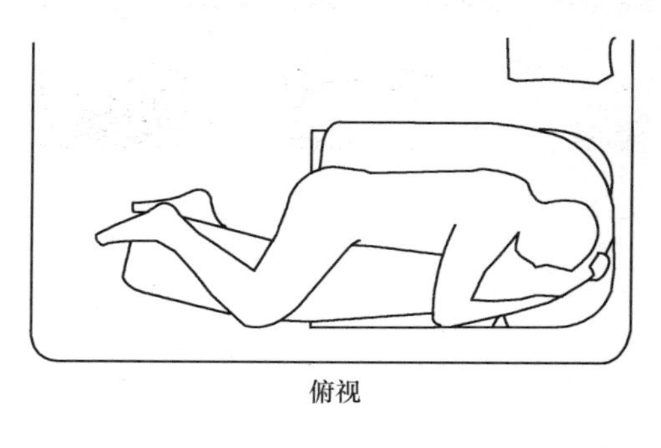

俯视

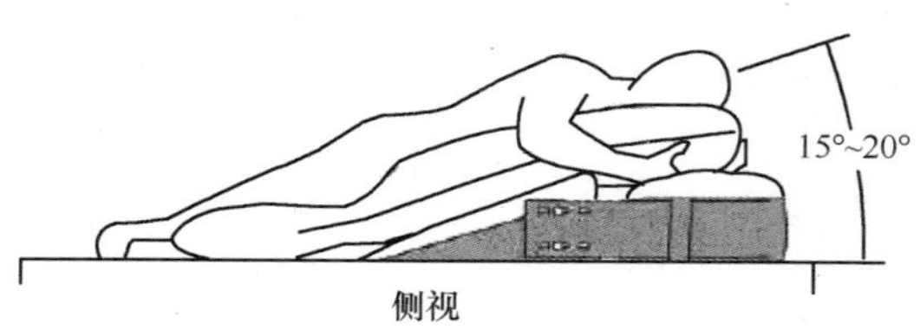

侧视

图 1　睡眠姿势固定装置的俯视及侧视图，该装置能将头部抬高 15°～20°，同时使患者保持左侧卧位。与普通床楔相比，该装置的倾斜度及高度均更大（高度：9∶7.4）

共有 20 名健康志愿者参与研究，参与者随机在四个不同的夜晚采取四种不同的睡姿：平卧位、使用普通床楔、使用睡眠固定装置保持倾斜右侧卧位、使用睡眠固定装置保持倾斜左侧卧位。研究人员记录了参与者的食管 pH 变化、体位变化及参与者舒适情况。

结果表明，倾斜左侧卧位的食管酸暴露时间显著低于其他三种睡姿（图2），倾斜左侧卧位的反流事件显著小于倾斜右侧卧位，虽然倾斜左侧卧位的反流事件小于平卧位及普通床楔，但无统计学差

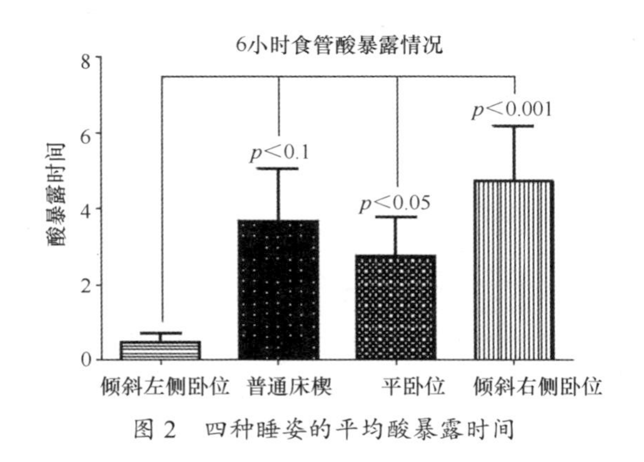

图 2　四种睡姿的平均酸暴露时间

异（图 3）。与普通床楔相比，睡眠固定装置的舒适度更好。

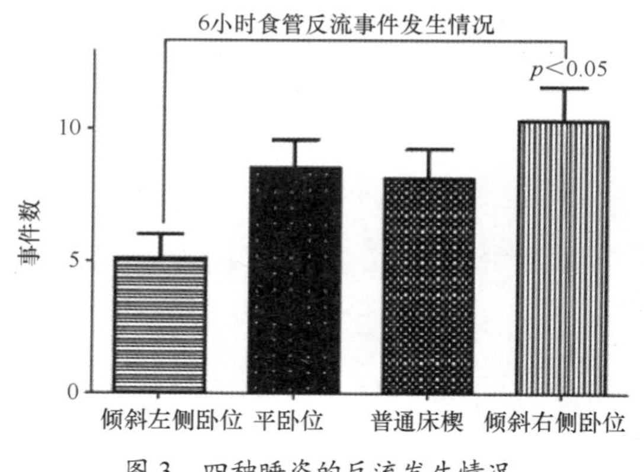

图 3 四种睡姿的反流发生情况

该研究通过定量数据证实，抬高头部的倾斜左侧卧位能显著减少食管酸暴露时间，但仍需进一步研究证实其是否能改善 GERD 患者的生活质量，其焦点主要集中在夜间反流的患者中，特别是对 PPI 疗效不佳、合并严重食管裂孔疝的患者。

了解胃食管反流病(GERD)

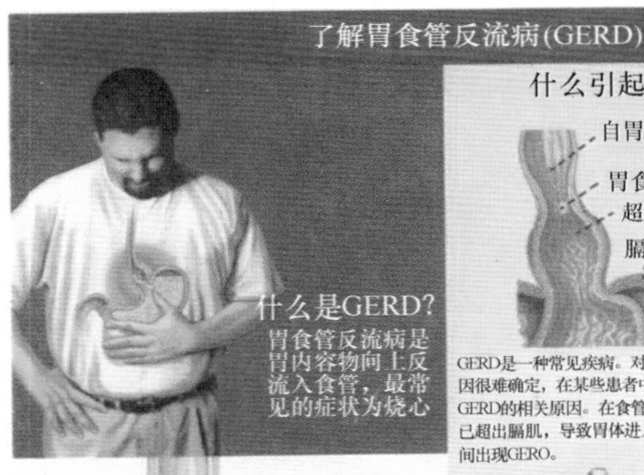

什么引起GERD?

自胃部进入食管的胃酸
胃食管连接部
超出膈肌的部分胃
膈肌

GERD是一种常见疾病。对于大多数患者来说，其原因很难确定，在某些患者中，食管裂孔疝可能是导致GERD的相关原因。在食管裂孔疝的患者中，部分胃已超出膈肌，导致胃体进入食管。许多妇女在怀孕期间出现GERO。

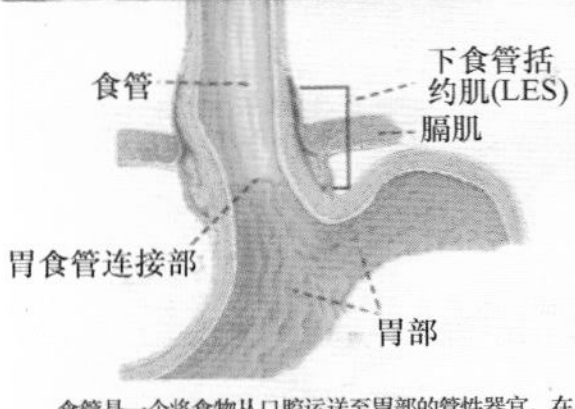

食管是一个将食物从口腔运送至胃部的管性器官，在与胃连接的食管底部有一处环状肌肉称为下食管括约肌(LES)。LES正常情况下可以让食物进入胃内，当其出现功能异常时，食物可能会反流到食管。

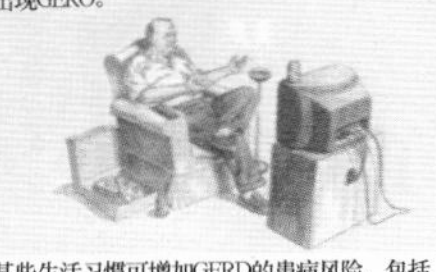

- 某些生活习惯可增加GERD的患病风险，包括吸烟、饮酒、超重
- 某些食物可增加GERD的患病风险，包括：含咖啡因的饮料、柑橘类水果、巧克力等油腻的食品

GERD的症状

当胃内容物进入食管，可能会导致如下症状:

- 烧心
- 口腔后部泛酸
- 吞咽困难
- 牙齿、肺或喉头问题
- 当弯腰或平卧时，症状会加重

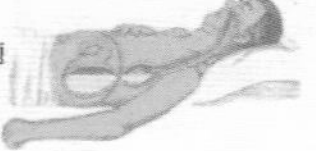

缓解GERD，你能做些什么?

治疗GERD至关重要，因为如果不治疗，它可导致更为严重的问题。有一些你能做到的事情可以减少GERD症状的频率:

- 如果你吸烟，请戒烟
- 避免摄入导致胃灼热的食物和饮料
- 如果体重超重，请减重
- 少量频繁进食，而非大量少次进食
- 饭后3小时内不可躺下
- 尽量穿宽松的衣服，紧身衣可导致反流
- 抬高你的床头6～8厘米(叠加使用枕头无效)

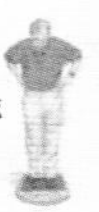

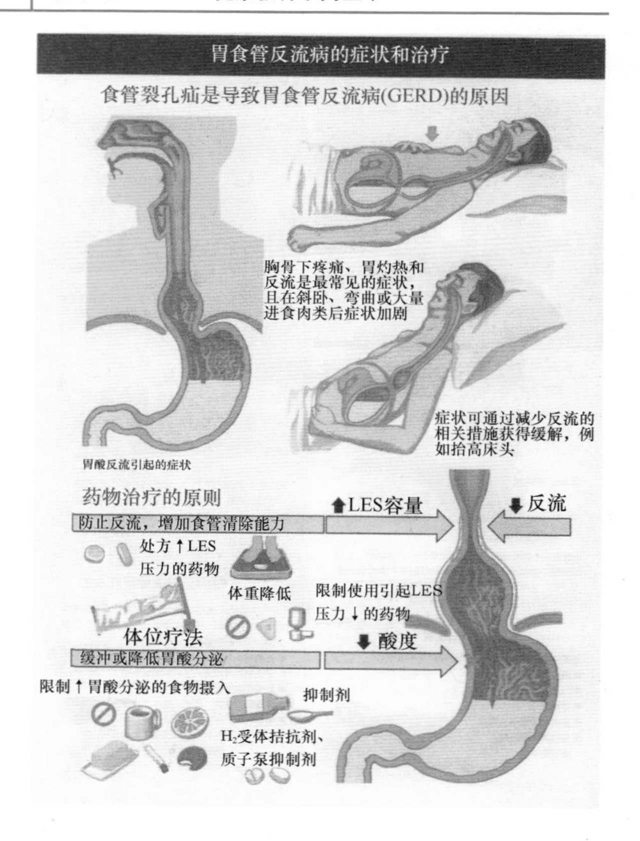
胃食管反流病的症状和治疗
食管裂孔疝是导致胃食管反流病(GERD)的原因
胸骨下疼痛、胃灼热和反流是最常见的症状，且在斜卧、弯曲或大量进食肉类后症状加剧
症状可通过减少反流的相关措施获得缓解，例如抬高床头
胃酸反流引起的症状
药物治疗的原则
↑LES容量
↓反流
防止反流，增加食管清除能力
处方↑LES压力的药物
体重降低
限制使用引起LES压力↓的药物
体位疗法
↓酸度
缓冲或降低胃酸分泌
限制↑胃酸分泌的食物摄入
抑制剂
H_2受体拮抗剂、质子泵抑制剂